QUELQUES RÉFLEXIONS

SUR

L'HYPNOTISME

ET LE

MAGNÉTISME

Par le Docteur L. A.

PARIS

G. MASSON, ÉDITEUR

LIBRAIRE DE L'ACADÉMIE DE MÉDECINE

120, boulevard Saint-Germain

—

1880

QUELQUES RÉFLEXIONS

SUR

L'HYPNOTISME

ET LE

MAGNÉTISME

Par le Docteur L. A.

PARIS
G. MASSON, ÉDITEUR
LIBRAIRE DE L'ACADÉMIE DE MÉDECINE
120, boulevard Saint-Germain

—

1880

PARIS. — IMPRIMERIE MOTTEROZ, 54 BIS, RUE DU FOUR.

QUELQUES RÉFLEXIONS

SUR

L'HYPNOTISME

ET LE

MAGNÉTISME

Mon cher Ami,

Je viens d'assister à une représentation théâtrale qui m'a fort intéressé. Il s'agissait d'expériences de magnétisme exécutées avec une sûreté et une précision remarquables.

Ce genre de spectacle attire généralement beaucoup de monde : les uns y viennent parce qu'ils voient là des phénomènes étranges, extraordinaires, qui jettent leur imagination, éprise du merveilleux et de l'incompréhensible, dans des rêves sans fin; les autres, parce que leur curiosité scientifique est alléchée, et qu'ils veulent découvrir l'explication de ces faits qui doivent, pensent-ils, être soumis aux grandes lois connues qui régissent le monde matériel.

La question du magnétisme est importante, et il ne suffit pas de déclarer qu'une chose est fausse et sans valeur, il faut le prouver. Les affirmations d'un côté, les négations de l'autre, ne signifient rien et n'entraînent pas la conviction, tant qu'une démonstration ne sera pas venue les appuyer de son autorité irréfutable.

Le magnétisme a eu ses jours de gloire ; il a eu aussi de cruels revers. Ses adeptes ont montré autant de foi et d'enthousiasme, que ses détracteurs de septicisme et de railleries.

Que penser de tout cela ? Où est la vérité ?

C'est à la science à nous l'apprendre. La croyance au merveilleux prend sa source dans l'ignorance ; aussi, au fur et à mesure que la science grandit et prend de la force, la voit-on porter partout le flambeau de la vérité et illuminer ces coins obscurs où se cachent encore les derniers fantômes des vieilles superstitions.

Elle a pris à partie aujourd'hui le magnétisme, et c'est très heureux, parce qu'il était indigne d'elle de nier des faits positifs, et qu'il était aussi indispensable qu'elle nous en fournît une explication rationnelle.

Le nature tout entière, la vie, dans ses manifestations les plus variées, sont ses objets d'étude, et elle doit s'occuper des phénomènes du magnétisme tout comme elle s'occupe de ceux de la digestion ou de la circulation.

L'observation et l'expérimentation : voilà les procédés rigoureux qu'elle emploie, et elle rejette ces théories à priori qui sortent toutes faites de l'imagination de leurs auteurs, comme Minerve, tout armée, sortit du cerveau de Jupiter.

Nous vivons, Charcot soit loué, dans un siècle où les rêveries de Paracelse ne sont plus de mise; l'étude attentive des phénomènes morbides du système nerveux a jeté une vive lumière sur tout ce qui, naguère, était encore plongé dans l'obscur et le merveilleux. Mais comme j'espère causer sérieusement avec toi de l'explication physiologique du prétendu magnétisme, je me bornerai maintenant à te raconter ce que j'ai vu.

La toile se lève, M. Donato paraît accompagné de Mlle Lucile. C'est une jeune fille de vingt-cinq ans au plus. Jolie malgré son costume qui n'est pas élégant : un grand sac bleu qui tombe jusqu'aux pieds ne laisse voir que de beaux bras nus, mais dessine des rondes-bosses qui permettent d'affirmer qu'elle est très grasse.

Elle se porte bien, dit un de mes voisins.

Non, elle se porte mal, et cette obésité naissante en est une preuve à mes yeux. Cette graisse abondante indique un lymphatisme exagéré, comme dit le médecin aux personnes qu'il craint de blesser; la nutrition est languissante dans ce corps qui flatte l'œil de mon interlocuteur. Il y a dans la physionomie de cette jeune fille quelque chose qui frappe, c'est un air de tristesse, d'embarras; il y a un nuage sur ce front, les yeux sont sans expression; c'est bien un sujet, un être passif.

M. Donato est un petit homme brun, actif, énergique, intelligent et instruit. J'ai eu le plaisir de causer avec lui et je puis dire qu'il est parfaitement au courant de tout ce qui a été écrit au sujet du magnétisme ancien et moderne. Ce n'est pas un charlatan qui veut vous en imposer, mais bien un homme de bonne foi qui vous dit : « Voilà ce que je produis, expliquez-le comme vous voudrez, mais convenez que ces faits sont des plus curieux et reconnaissez que je ne cherche point à tromper mon public. J'attribue les effets au magnétisme, fournissez m'en une meilleure explication, et je suis prêt à l'adopter. »

Mlle Lucile s'assit, et M. Donato, placé en face d'elle, la regarda dans les yeux; au bout de quelques secondes de fixité dans le regard, je vis la jeune fille faire quelques mouvements de tête, comme si elle était mal à l'aise, puis un spasme se produisit, les bras se raidirent, une profonde inspiration eut lieu, les yeux se fermèrent ; elle était endormie.

Donato s'approcha alors, lui posa la main droite au-dessus de la tête, et, élevant le bras, on vit la jeune fille suivre ce mouvement et se lever de son fauteuil. Les bras pendaient inertes le long du corps, quelques passes, en style de magnétisme, amenèrent le bras gauche de Mlle Lucile dans la position horizontale, et cinq ou six projections vigoureuses de fluide déterminèrent une catalepsie complète du membre.

Un homme vigoureux a de la peine à tenir son bras étendu dans cette position, pendant quelques minutes; bientôt, les muscles se fatiguent, ils se raidissent, un tremblement se manifeste, et le bras retombe épuisé rapidement.

Mlle Lucile l'a maintenu un quart d'heure, et il n'est pas douteux qu'il eût été possible de lui faire conserver cette attitude pendant un temps beaucoup plus prolongé. Je l'ai touchée à ce moment, les muscles du bras étaient fortement contracturés ; la peau était froide, les doigts un peu violacés, le pouls plein et dur; la circulation capillaire se faisait très mal, et la tension artérielle avait considérablement augmenté. Dans cet état cataleptique, la sensibilité était abolie. Un spectateur détacha de sa cravate une épingle en or, une vraie broche, et Donato en transperça de part en part le bras de la jeune fille : pas un muscle de la face n'avait bougé. Les dames détournèrent les yeux avec horreur, les hommes battirent des mains.

A cette expérience en succédèrent d'autres non moins intéressantes. C'est ainsi que Donato, ayant aboli l'ouïe chez son sujet, détruisit par quelques passes la surdité artificielle qu'il avait produite, et surexcitant le sens qu'il venait d'abolir, détermina presque instantanément une hyperacousie extrême. Les oreilles bouchées avec du coton, un foulard entourant la tête, la jeune fille entendit et répéta des phrases que Donato murmurait d'une façon presque imperceptible. « Mlle Lucile est gentille », dit un galant assistant, et Mlle Lucile le répéta sans rougir ; mais ceci est un compliment qui doit lui être fait souvent, et une femme, fût-elle sourde, comprend toujours quand on lui dit de ces douceurs. D'autres phrases lui furent répétées aussi bas ; ce n'était certainement pas un compère que le spectateur qui lui confia « qu'on allait former un cinquième régiment d'infanterie de marine ».

Donato passa ensuite à l'exaltation des forces musculaires. Quatre hommes s'arc-boutèrent solidement, se tenant l'un l'autre, et formant un mur vivant entre le magnétiseur et son sujet. A l'appel pressant du fluide magnétique, la jeune fille écarta violemment ceux qui s'opposaient à son passage et vainquit la résistance énergique qui lui était opposée : c'est un joli exploit pour une faible femme et un spectacle amusant pour tout le monde.

Amenant ensuite Mlle Lucile endormie devant un des assistants, Donato lui ordonne par un geste de fixer ce monsieur dans les yeux ; dès lors, impossible de se soustraire à ce regard qui devient gênant. Si une main se place devant ses yeux, elle l'abat ; si quelqu'un vient à se mettre entre elle et son point de mire, il est immédiatement bousculé ; mais Donato étend le bras, le dirige dans un sens opposé, et l'œil de Mlle Lucile abandonne son poste pour suivre la direction indiquée. Deux chaises sont placées en face l'une de l'autre ; Mlle Lucile repose de la tête sur l'une et des pieds sur l'autre, et, suivant que Donato élève ou abaisse les bras, on voit le corps s'abaisser ou remonter sans secousse, sans effort apparent.

J'aurai encore à te parler de cette expérience plaisante dans laquelle Donato soude, dos à dos, Mlle Lucile et un spectateur complaisant. Mais en voilà assez pour aujourd'hui : nous reprendrons ce sujet intéressant dans une lettre prochaine.

Tout à toi.

II

Mon cher Ami,

Nous allons parler aujourd'hui du magnétisme au point de vue scientifique. Il n'y a pas à discuter la réalité des faits de sommeil, de catalepsie, d'exaltation des forces musculaires, d'acuité extrême des sens, etc. Pendant longtemps, on a cru à de la supercherie, et quelquefois, en effet, il s'en glissait un peu ; mais je suis bien convaincu que dans les phénomènes que M. Donato a produits devant nous, il n'y avait ni jonglerie de sa part, ni complaisance de la jeune fille, ni compérage des assistants. Il provoquait seulement, avec une précision et une assurance remarquables, des phénomènes nerveux dont le spectacle était bien fait pour impressionner vivement les spectateurs.

Mais, à vrai dire, tout cela était du ressort de la médecine. Les maladies nerveuses, très voisines entre elles, désignées sous le nom d'hystérie, de catalepsie, de somnambulisme, comptent, au nombre de leurs symptômes, les divers états par lesquels est passée Mlle Lucile. Ce qu'il y a de réellement curieux, c'est de rencontrer une malade chez laquelle on puisse, à volonté, déterminer l'apparition immédiate de ces phénomènes si variés: cela prouve une éducation morbide très soignée du système nerveux. M. Donato magnétise son sujet depuis cinq à six ans, et lui fait parcourir constamment les mêmes phases d'excitation et dépression nerveuse; or, pour qui connaît la facilité avec laquelle l'habitude s'impose à l'organisme, pour qui a étudié la coordination réflexe des mouvements, l'automatisme nerveux, il doit sembler naturel que le mot «d'éducation morbide» que j'emploie, trouve ici sa place légitime. Au début, M. Donato éprouvait plus de difficultés pour endormir son sujet. Peut-être a-t-il commencé par employer le procédé classique: s'asseoir devant la personne à magnétiser, se placer sur un siège plus élevé que le sien, tenir ses jambes entre les genoux, joindre les mains de façon que les pouces se touchent par leur face interne, et ordonner à la personne de vous regarder fixement dans les yeux, en chassant toute idée de crainte, en s'abandonnant plutôt à l'espérance de dormir bientôt. Après un temps qui varie de 4 à 10 minutes, suivant la disposition du sujet, le sommeil se produit, précédé d'une crise légère de convulsions. Mais, lorsque cet effet a été obtenu souvent, beaucoup de ces précautions deviennent superflues, et, aujourd'hui, M. Donato endort Mlle Lucile à la distance de trois ou quatre pas, et dans l'espace de 8 à 10 secondes. J'ai remarqué que la jeune fille est toujours assise au moment où il s'agit de l'endormir. L'opérateur étant debout, le regard du sujet se porte en haut, et il en résulte une espèce de strabisme et un mouvement d'élévation des yeux qui n'est pas sans influence sur la fatigue oculaire. Pour nous, n'est-ce pas, c'est de l'hypnotisme, et s'il en fallait une preuve, je dirais que dans les conversations trop rapides, à mon gré, que j'ai eues avec M. Donato, il m'a dit qu'il pouvait endormir Mlle Lucile en faisant passer rapidement devant ses yeux le diamant qu'il porte au doigt. Or le docteur Braid, de Manchester, a prouvé, en

1841, qu'en plaçant devant les yeux d'une personne nerveuse un objet brillant à la distance de 30 centimètres environ à la hauteur du front, et en lui ordonnant de tenir les yeux fixés sur cet objet et d'y concentrer son attention, on observait une contraction, puis une dilatation des pupilles, suivie de la chute des paupières et d'un sommeil léthargique, après 10 ou 15 secondes de contemplation. Dans cet état, qu'il nomme hypnotisme ou sommeil len veux, il constata que les membres gardaient la position qu'on leur donnait, qu'ils devenaient rigides, c'est-à-dire que la catalepsie se produisait ; que, de plus, le sens musculaire, les sens spéciaux, les facultés mentales même, pouvaient acquérir instantanément une puissance considérable ; qu'enfin, un courant d'air dirigé sur les organes exaltés les faisaient retomber aussitôt dans un calme parfait.

Azam (de Bordeaux), Broca, J. Cloquet, Giraud-Teulon, Follin, etc., confirmèrent les résultats obtenus par Braid, et des opérations chirurgicales furent faites pendant le sommeil obtenu par l'hypnotisme.

En 1859, Broca présentait à la Société de

chirurgie un long travail sur le braidisme; il racontait qu'il avait ouvert, sans douleur pour le malade, un énorme abcès chez un sujet hypnotisé, et concluait à la nécessité d'études suivies sur cet important sujet.

A la séance suivante, J. Cloquet déclara qu'il avait enlevé avec le même succès un sein à une dame hypnotisée.

Auparavant, Exdaile, chirurgien de Calcutta, avait publié, en 1852, un ouvrage dans lequel il dit avoir pratiqué trois cents grandes opérations chez des malades rendus insensibles par le même procédé. Je m'arrête sur la pente glissante des citations; j'en ai dit assez, je pense, pour établir qu'il n'y a pas lieu de s'étonner de voir Mlle Lucile, endormie, supporter impassiblement la transfixion du bras par une épingle; on aurait pu le lui couper, qu'elle ne s'en serait aperçue qu'à son réveil.

Mais ce ne sont pas seulement la catalepsie et l'insensibilité qu'on observe comme phénomènes communs aux sommeils magnétique et hypnotique; on retrouve une identité parfaite entre ces deux états léthargiques. Rappelle-toi ce que je t'ai raconté des expériences de Donato sur Mlle Lucile, et écoute ce que dit le docteur Phillips, dans son livre intitulé : *Cours théorique et pratique de Braidisme.* Voici ce que l'on constate chez les sujets hypnotisés :

1° Résolution des muscles volontaires étendue à tout le système, ou localisée sur une seule de ses divisions, catalepsie, contractions tétaniques, contractions cloniques et mouvements coordonnés incoercibles ; élévation considérable de la puissance musculaire.

2° Surexcitation ou anéantissement de la sensibilité générale ; cette hyperesthésie et cette anesthésie peuvent s'étendre à tout le corps, ou être circonscrites, suivant les besoins de la circonstance, à une partie plus ou moins restreinte, à un seul membre, par exemple, à une jambe, ou même à une seule phalange des doigts ; exaltation et suppression de la sensibilité spéciale ; perturbation de ses modes d'activité ; illusion des sens, les impressions reçues des agents extérieurs donnant lieu à une sensation étrangère à leurs propriétés ; ainsi l'eau pouvant être prise pour du vin, et un objet, à la température de l'air, mis en contact avec la peau, pouvant y produire la sensation d'un fer rouge.

3° L'énergie des facultés intellectuelles et morales, stimulée ou affaiblie, et leur activité habituelle accrue dans une mesure indéterminée ; le goût de la musique, par exemple, acquiert une délicatesse exquise dans l'organisation la moins musicale ; la mémoire la plus débile venant à être douée tout d'un coup d'une sûreté presque infaillible, ou bien à être entièrement troublée, ou accusant une lésion partielle et toute spéciale, comme l'oubli de certains noms, d'une certaine lettre de l'alphabet, d'une date, etc.

Le type du caractère pourra subir une véritable transformation. Ainsi le tempérament colérique pourra s'affaisser jusqu'à la placidité ; l'humilité faire place à l'arrogance, la fierté et la bravoure prendre possession d'un être jusque-là timide et pusillanime.

4° Tous les muscles involontaires affectés d'une manière analogue aux muscles de la vie de relation ; la circulation précipitée ou ralentie, l'activité des fonctions sécrétoires accrue ou diminuée ; en un mot, toutes les fonctions de la vie de nutrition, plus ou moins profondément modifiées.

***

De plus, la volonté a disparu chez le sujet hypnotisé ; elle appartient à l'opérateur, et les troubles des fonctions du premier ne sont que les manifestations immédiates de la volonté du second.

Azam a fait l'expérience suivante qui renferme des résultats importants au point de vue de la thèse que je veux prouver et qui est celle-ci : Que les phénomènes produits par le magnétiseur sur son sujet sont absolument les mêmes que ceux qu'on observe chez les hystériques en état d'hypnotisme.

Une jeune fille de vingt-deux ans, ouvrière en orfèvrerie, était endormie par Azam, au moyen d'une clef brillante, placé à 15 ou 20 centimètres au dessus des yeux.

Au bout de 2 ou 3 minutes, jamais plus, les pupilles oscillaient, le pouls se ralentissait, les yeux se fermaient, et le sommeil se manifestait. L'expression du visage était calme. Les membres gardaient la position qu'on leur donnait. Les attitudes les plus pénibles étaient conservées : la jeune fille reposait, par exemple, sur le bord de la chaise, les pieds élevés au dessus du sol et les bras tendus en avant. Azam constatait d'abord une phase d'anesthésie, pendant laquelle il ne pouvait impunément traverser la peau avec de longues aiguilles ; le sens de l'odorat était aboli, la muqueuse olfactive avait perdu toute sensibilité, et les vapeurs d'ammoniaque, le chatouillement de l'intérieur des narines par une barbe de plume ne produisaient aucun effet appréciable ; le chatouillement des pieds n'amenait aucun mouvement réflexe.

Au bout de 4 ou 5 minutes, l'hyperesthésie se développait, et, pendant cette seconde phase, le moindre contact était douloureux ; l'ouïe devenait assez subtile pour percevoir le tic-tac d'une montre à la distance de 8 à 9 mètres ; la conversation à voix très basse, le bruit de la rue affectaient péniblement la malade.

Le sens thermique était également surexcité, et un corps chaud ou froid était reconnu de très loin. En malaxant légèrement les muscles, Azam déterminait la catalepsie et doublait la force musculaire.

Le sens de la vue avait une acuité extrême. La jeune fille enfilait rapidement une aiguille très fine et écrivait parfaitement, les yeux fermés.

Enfin, pendant la période cataleptique, Azam pouvait suggérer à son sujet telle idée qu'il voulait en lui faisant prendre certaines attitudes.

Lui joignait-il les mains, en croisant les doigts, elle songeait à la prière.

Lui inclinait-il la tête, elle avait des idées d'humilité.

La lui redressait-il, elle se gonflait d'orgueil.

Si Azam eût braidisé fréquemment cette jeune fille, il n'est pas douteux que, d'un mot, d'un geste, il n'eût fait paraître et disparaître instantanément tous ces phénomènes d'anesthésie et d'hyperesthésie.

Je t'ai parlé de la suggestion des idées du magnétiseur à son sujet ; cela s'explique par l'automatisme cérébral. Entre une idée et la façon matérielle de la traduire, il y a un lien si intime que l'une éveille constamment l'autre et réciproquement.

Lavater, lorsqu'il voulait connaître la pensée qui occupait une personne quelconque, prenait son attitude, copiait aussi exactement que possible l'expression de son visage, et sentait naître en lui une idée nouvelle qui était de même nature que celle de son modèle.

Te parlerai-je de Liébault et de son traité du sommeil et des états analogues, dans lequel sont relatés des faits si curieux? mais cette lettre est déjà longue, je ne veux dire que l'indispensable. La volonté est abolie chez la personne magnétisée qui obéit, comme une machine, aux ordres du magnétiseur ; dans le sommeil hypnotique, il en est de même. Desveaux endort, à l'aide d'un objet brillant, une hystérique atteinte d'anestésie complète ; il lui ordonne de sentir, elle reprend aussitôt toute sa sensibilité. Une autre malade, atteinte de mutisme, est endormie et reçoit l'ordre de parler haut ; elle obéit immédiatement.

Le même observateur cite le cas d'une autre hystérique qu'il endormait en lui fermant brusquement les yeux.

Voilà un nouveau procédé ; mais ce n'est pas le dernier. Landouzy, voulant un jour soulager une hystérique que fatiguait un météorisme considérable, eut l'idée de lui appliquer un aimant sur la région ombilicale ; après deux minutes d'application, la malade est agitée de petits mouvements convulsifs rapides et tombe dans le sommeil léthargique.

Enfin tu connais toutes les expériences si intéressantes de Charcot. A la Salpêtrière, il a un choix magnifique d'hystériques, sur lesquelles il produit, à volonté, tous les phénomènes attribués au magnétisme. Un bruit fort et brusque lui sert également à produire la catalepsie. Encore un autre procédé.

Mon cher ami, j'ai cherché à établir, et j'espère y avoir réussi, que certains phénomèmes, assurément très curieux, consistant en anesthésie, hyperesthésie des divers sens, etc, sont facilement provoqués chez certaines femmes nerveuses, je veux dire hystériques, et que le procédé employé pour les faire apparaître est complètement indifférent.

Ces prémisses posées, il est possible de parler du fluide magnétique et de rechercher s'il y a lieu ou non d'en admettre l'existence. Là est toute la question ! Les faits sont indiscutables, leur explication seule peut diviser, aujourd'hui, magnétiseurs et médecins.

Tout à toi.

III

Mon cher Ami,

Il me reste à exposer la théorie relative au fluide qu'admettent les magnétiseurs et à examiner si elle est acceptable.

Le magnétisme, a dit le baron du Potet, est principe de vie, et Louis Mond ajoute : « Il est principe de vie, parce que le principe même de cette dernière est renfermé en lui, ou mieux dans ses fluides, comme un germe l'est dans sa coque, un fruit dans son écorce.

« Ce principe est répandu partout, c'est l'âme du monde, c'est la force vitale elle-même que nous appelons électricité quand elle communique le mouvement aux choses, et lumière astrale, quand elle anime les êtres ; de sorte que l'électricité, la lumière astrale ou la vie ne sont que des manifestations différentes d'une même force qui les résume toutes : le fluide magnétique.

» Le magnétiseur est un être privilégié, qui a la puissance de projeter de la lumière astrale, d'en saturer son sujet, et de le jeter ainsi dans ce sommeil spécial où les sens sont abolis ou surexcités, où l'intelligence est accrue à un tel degré que le sujet devient ce que l'on appelle lucide. »

Un docteur de la faculté de Paris, Tony Moilin, homme instruit et consciencieux, qui passa cinq ans dans le laboratoire de physiologie de Claude Bernard, désespéré sans doute, comme Hostein, de ne pouvoir faire disparaître instantanément un rhume de cerveau, renonça à l'exercice de la médecine allopathique, qui ne guérit pas toujours, méprisa l'homéopathie qui ne guérit jamais, et s'abandonna au magnétisme, où il crut trouver la vérité. Je ne te parlerai pas de ses cures qui furent admirables à son dire, ni de la quantité prodigieuse de malades qui s'adressèrent à lui ; il en eut trop : mille à la fois en traitement. Il fut obligé de restreindre sa clientèle, ses forces ne lui permettant plus de suffire à tout. Mais ce qui nous intéresse, c'est la théorie qu'il donne du magnétisme. Il s'appuie sur une base scientifique solidement établie, c'est que dans l'organisme, il y a production incessante d'électricité. La chose est bien prouvée, et de Galvani à Onimus, tous les physiologistes ont reconnu et étudié ces innombrables courants, que Matteucci et Dubois-Raymond ont mesurés au galvanomètre. Toute réaction chimique s'accompagne d'un dégagement d'électricité ; or notre vie est entretenue par des oxydations, des réductions, des hydratations, etc. : tous phénomènes dans lesquels l'électricité intervient. Le système nerveux cérébro-spinal a été comparé à une pile, les nerfs à des fils conducteurs. La nutrition est une opération mécanique réglée par l'osmose ; or tu sais que l'électricité est le régulateur des phénomènes osmotiques. On n'en est plus à croire que la présence d'un métal est nécessaire pour produire l'électricité, et Becquerel, par sa découverte importante des courants électro-capillaires, a montré que deux dissolutions de natures différentes conductrices de l'électricité, séparées par une membrane organique ou par un espace capillaire, constituent un circuit électro-chimique ; il en résulte que, dans le corps humain, une multitude infinie de courants électriques sont incessamment produits et travaillent à la production de tous les phénomènes de la vie. Voyons ce que l'auteur a fait de ces données scientifiques.

De même que le magnétisme minéral est constitué par des courants électriques, microscopiques, provenant d'aimants moléculaires, de même, dit Tony-Moilin, le magnétisme animal est formé par des courants moléculaires, seulement ceux-ci se dégagent de notre corps, ils émergent de la surface de l'épiderne, et sont produits par la volonté ou pour parler plus exactement par les cellules nerveuses cérébrales, siège anatomique de la volonté.

Dans certaines circonstances, la volonté se trouve douée d'une grande énergie. Non seulement elle se répand dans tous les organes sans exception, mais elle est si exubérante qu'elle traverse la couche épidermique et s'écoule au dehors. Lorsqu'il en est ainsi, nous avons au suprême degré la conscience de notre individualité ; nous nous sentons le pouvoir d'agir, non seulement sur notre propre corps, mais encore sur les objets qui nous entourent. Il semble que notre personnalité s'accroisse de tous les objets voisins dans lesquels notre volonté a réussi à pénétrer. Cette exubérance de la volonté est l'état magnétique, et c'est elle qui produit tous les phénomènes appartenant au magnétisme animal.

Dans l'état magnétique, dit-il encore, je sens que je produis de la volonté plus que je n'en ai besoin pour mon usage personnel. La raison me dit que cette volonté ne peut pas être perdue, et j'en conclus logiquement qu'elle doit être employée hors de moi à faire quelque chose. Ce quelque chose, ce sont les phénomènes dits magnétiques.

Outre l'action sur les sens, le magnétisme ondulant, c'est-à-dire celui dont les ondes se propagent librement dans l'intérieur des corps sans être brisées ni coupées, possède une action remarquable sur l'intelligence. On voit des sujets doués d'une instruction et d'une perspicacité très ordinaires déployer, par l'effet de la magnétisation, des facultés et des connaissances qu'on ne leur aurait pas soupçonnées. Ils évoquent le passé, prédisent l'avenir, devinent les choses qu'ils ignorent, bref présentent tous les phénomènes qui constituent la lucidité magnétique,

Mais, continue Tony-Moilin, notre volonté s'échappant de notre corps peut se répandre dans les objets matériels qui nous entourent, les animer momentanément par sa présence, et produire ainsi des phénomènes extrêmement variés.

Ce sont des meubles qui se déplacent spontanément, des tables qui s'élèvent ou qui tournent d'elles-mêmes, des bruits, des battements, des craquements, des frottements qui se produisent dans l'air ou dans les meubles, des objets qui deviennent subitement brûlants ou glacés, des lumières qui s'allument et s'éteignent tout à coup, des odeurs suaves ou infectes qui remplissent l'atmosphère, et enfin une multitude d'autres manifestations extraordinaires qui ne sont nullement le résultat d'une hallucination, mais possèdent tous les caractères de la réalité et peuvent être constatées par les personnes présentes. « Pour moi, dit-il, je trouve tous ces phénomènes parfaitement naturels. »

Tu vois que Tony-Moilin se laisse entraîner par un enthousiasme irréfléchi. De magnétiseur il est devenu spirite ! Non, il n'a jamais vu les objets inanimés se pénétrer d'intelligence par le seul effort de sa volonté, et lui répondre dans leur langage. Un sujet lucide ne lui a jamais prédit de quelle façon il devait mourir, pas plus qu'il n'eût été capable de deviner les choses qu'il ignorait, et qu'il n'eût répondu à une question posée dans une langue qui lui était étrangère. Tout cela, cependant, paraissait naturel à l'auteur, et si évident qu'il était superflu d'en donner des preuves.

Pour nous, qui ne voulons croire qu'à bon escient, nous sommes obligé de repousser tout ce qui tient du merveilleux dans le magnétisme.

Que le sens de la vue, par exemple, acquierre une acuité considérable, que la rétine ait momentanément une sensibilité extrême et qu'une quantité de lumière insuffisante pour impressionner un œil dans l'état ordinaire fasse naître des sensations lumineuses dans l'œil d'un individu en état de sommeil magnétique ou hypnotique, nous l'admettons ; mais que le sujet magnétisé puisse voir à travers un corps opaque, lire ce qui est écrit sur un morceau de papier enfermé dans plusieurs enveloppes superposées, voilà ce que nous devons déclarer impossible.

Le 12 septembre 1837, Burdin, de l'Académie

française, mit 3,000 fr. à la disposition de celui qui donnerait la preuve, de fait, qu'on peut lire sans le secours des yeux, de la lumière et du toucher.

Tu comprends qu'il se présenta plusieurs magnétiseurs amenant, tous, des sujets hors ligne; mais l'expérience devait être faite devant une commission médicale prise dans le sein de l'Académie de médecine. Est-il besoin de dire que l'expérience échoua constamment, et que la dernière épreuve fut signalée par un fiasco éclatant du magnétiseur Teste. En fin de compte, Burdin retira, en décembre 1840, les 3,000 fr. qu'il avait déposés chez un notaire, et sur la proposition de Double, l'Académie décida qu'elle ne s'occuperait plus du magnétisme animal.

Elle s'est occupée, depuis, de l'hypnotisme et s'occupera, bien certainement encore, quelque jour, du magnétisme ; mais ce sera pour prouver qu'il n'est qu'un procédé de braidisme, et qu'il ne produit que des phénomènes explicables au point de vue physiologique. Du reste, M. Donato ne demande pas à Mlle Lucile des choses impossibles; il ne lui dit pas de prédire l'avenir, de retrouver les objets perdus ou volés, de lire à travers un corps opaque; il ne l'endort même pas séparé d'elle par une cloison; il pourrait, cependant, faire cette dernière expérience qui frapperait les spectateurs d'étonnement et donnerait une haute idée de sa puissance magnétique. Gigot-Suard a fait cette expérience sur une jeune fille qu'il avait soumise très fréquemment à l'épreuve de l'hypnotisme, et qui tombait dans le sommeil avec une grande facilité. Un soir, dit-il, à la lumière, je place un vase sur une cheminée et j'engage Mlle C..., assise sur un fauteuil, à deux mètres environ de ce vase, à le regarder continuellement. Pendant ce temps, je me tins dans une chambre voisine. Cinq minutes s'étaient à peine écoulées que je retournai vers la patiente avec les personnes qui ont toujours assisté à mes expériences, et, à leur grand étonnement, cette fille dormait. Elle était, comme à l'ordinaire, cataleptique et insensible; je fus obligé de la réveiller.

Supposons que les personnes présentes à l'expérience, ignorant la cause du sommeil nerveux, m'aient vu exécuter des gestes cabalistiques derrière la porte qui nous séparait de Mlle C..., elles n'eussent pas manqué de proclamer hautement que le fluide avait agi sur la patiente au travers de la porte.

Supposons encore qu'avant d'inviter Mlle C... à regarder le vase, j'eusse exercé sur ce dernier les passes des magnétiseurs, les assistants se fussent encore empressés de reconnaître que la puissance magnétique peut être communiquée à tous les objets qu'on choisit.

Voilà comment le premier venu peut transmettre, d'un coin de terre à l'autre et à toute la nature, une puissance occulte qu'il ne possède pas.

Mais, diront les magnétiseurs, nous produisons le somnambulisme sans agir sur la vue de nos sujets et en dehors de leur volonté, par notre seule influence sur eux, tandis que nous vous défions d'hypnotiser les vôtres sans attacher leur regard sur un objet quelconque et sans une volonté ferme de leur part.

Ma réponse est prête : je place un bandeau sur les yeux de Mlle C.,., de manière qu'elle ne puisse rien apercevoir, et je lui ordonne de s'endormir; quelques minutes suffisent pour amener l'hypnotisme et, avec lui, la catalepsie et l'insensibilité.

Tu te rappelles que Desveaux produisait les mêmes phénomènes en fermant brusquement les paupières d'une hystérique.

Tu vois, mon cher ami, qu'il est possible de se rendre compte de tous ces phénomènes qui paraissent merveilleux aux yeux du vulgaire. Eh! nous savons bien qu'il ne se passe rien, qu'il ne s'est jamais rien passé de merveilleux dans le monde, pas plus sur la terre qu'au ciel. Mais c'est la négation de la science que l'acceptation du merveilleux! Admettre, un instant, que le magnétisme animal soit capable de produire des phénomènes qui sont en contradiction avec les lois de la nature, mais c'est accepter du même coup toutes les superstitions, recueillir tous les excréments de l'esprit humain! Tu vois où cela nous mènerait, la porte une fois ouverte à la crédulité, le magnétisme, le spiritisme, la religion chrétienne, tout y passerait! Non, il faut rester dans le doute philosophique et n'accepter pour vrai que ce que l'on reconnaît évidemment être tel. Or rien du merveilleux invoqué par le magnétisme n'est vrai; il faut donc le rejeter carrément et s'en tenir aux faits avérés!

Discuterai-je l'influence du fluide? Le magnétiseur le projette directement, tantôt doucement, tantôt avec vigueur; les passes sont énergiques; il déploie une force énorme et lance des torrents de fluide. Entre nous, ces passes sont de simples tours de passe-passe. La théorie de l'émission n'a plus droit de cité dans la science moderne; il est prouvé aujourd'hui que toutes les forces de la nature ne sont que des vibrations moléculaires des corps, qu'un mouvement ondulatoire dont l'intensité variable produit des effets différents sur nos organes.

Et puis, ce fluide astral, lumineux, suivant les uns, électrique suivant les autres, à quelles lois obéit-il? A celles de la lumière ou à celles de l'électricité? A aucune d'elles. Rien de fixé à ce sujet, chacun a sa théorie.

Comment se fait-il que ce fluide produise les phénomènes les plus opposés à la volonté seule de l'opérateur? Le magnétiseur endort son sujet en projetant sur lui du fluide qui s'écoule du bout des doigts, très bien; pour le réveiller, il lui souffle au visage. En soufflant ainsi, il retire donc à lui tout le fluide exubérant, au moins devrait-il faire un mouvement d'aspiration. Mais non, il souffle et il réussit, et comme, après tout, le réveil est causé par un refroidissement subit qui impressionne le système nerveux, je ne vois pas pourquoi les magnétiseurs ne réveillent par le sujet d'un simple coup d'éventail, ce serait l'éventail magique.

Pour finir, disons que le magnétisme n'est qu'une manière de produire l'hypnotisme ; que l'œil brillant du magnétiseur remplace la clef d'Azam, le porte-lancette ou le bouchon de carafe de Braid : où trouve-t-on du fluide là-dedans? Et quand Desveaux endort son sujet en lui fermant les yeux, ou Charcot en lui projetant dans l'œil un rayon de lumière électrique, ou en faisant vibrer brusquement un fort diapason, ou Landouzy en lui mettant un aimant sur le corps, etc., où est le fluide?

Reconnaissons donc que le procédé employé par les magnétiseurs n'est qu'une variante qui n'offre rien de spécial, et que, lorsque nous aurons affaire à un sujet dont le système nerveux sera dans cet état d'équilibre instable qui le prédispose aux accès de léthargie, de catalepsie, etc., nous pourrons, au moyen d'excitations très diverses, faire apparaître les phénomènes qui constituent le sommeil hypnotique, magnétique, somnambulique, comme tu voudras!

Sur ce, porte-toi bien, et au plaisir de te revoir.

L. A.

Imp. Motteroz, 54 *bis*, rue du Four.

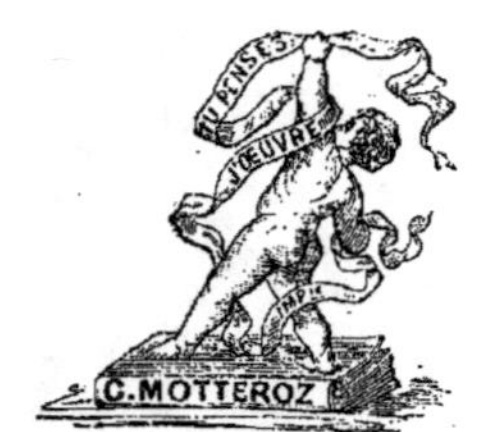
C.MOTTEROZ

www.ingramcontent.com/pod-product-compliance
Lightning Source LLC
LaVergne TN
LVHW012021160826
845678LV00002B/950

* 9 7 8 2 3 2 9 6 6 0 2 1 9 *